D1771255

பால்

ஏன் சாப்பிடக் கூடாது?

பால்

ஏன் சாப்பிடக் கூடாது?

அக்கு ஹீலர் அ. உமர் பாரூக்

எதிர்
வெளியீடு

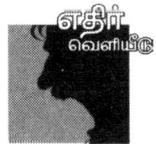

பால் ஏன் சாப்பிடக்கூடாது?
அக்கு ஹூலர் அ. உமர் பாரூக்

முதல் பதிப்பு: டிசம்பர் 2018
மூன்றாம் பதிப்பு: மே 2022

எதிர் வெளியீடு,
96, நியூ ஸ்கீம் ரோடு, பொள்ளாச்சி - 642 002
தொலைபேசி: 04259 -226012, 99425 11302

விலை: ரூ. 40

Paal Yen Saapita Kudathu?
Acu Healer A. Umar Farook

Copyright © Acu Healer A. Umar Farook
First Edition: December 2018
Third Edition: May 2022

Published by
Ethir Veliyeedu, 96, New Scheme Road, Pollachi - 642 002.
email: ethirveliyedu@gmail.com
www.ethirveliyedu.in

ISBN: 978-93-87333-51-2
Cover Design: Santhosh Narayanan
Printed at Jothy Enterprises, Chennai.

All rights reserved. No part of this book may be reprinted or reproduced or utilised in any form or by any electronic, mechanical or other means, now known or hereafter invented, including photocopying and recording, or in any information storage or retrieval system, without permission in writing from the Publisher.

முன்னுரை

எல்லாக் குழந்தைகளையும் போலவே பாலால் வளர்க்கப்பட்டவன்தான் நானும். அதிகாலை விழிக்கிறபோதும், இரவு தூங்கும் போதும், தொந்தரவு காலங்களிலும் பால் சாப்பிடும்படி கட்டாயப்படுத்தப்பட்ட குழந்தைகளில் நானும் ஒருவன். சளிக்கான மருந்து மாத்திரைகளை ஒருபுறமும், வலிப்பு நோய் அறிகுறிகளுக்கான மருந்துகளை ஒருபுறமும் என் பால்ய காலத்தில் சாப்பிட்டுக் கொண்டே பாலினையும் தொடர்ந்து பயன்படுத்தி வந்தேன்.

மிகவும் பின்னால்தான் பால் பற்றிய பல கேள்விகள் எனக்கு உருவாயின. ஆங்கில மருத்துவத்தின் ஆய்வுக்கூடத்தில் பணிபுரிந்தபோது அறிமுகமான இயற்கை மருத்துவர்கள், இயற்கை மருத்துவ நூல்கள் எனக்குள் பால் பற்றிய கேள்விகளை உருவாக்கியிருந்தன. பால் குறித்த ஆய்வுக் கட்டுரைகளைத் தேடித் தேடி வாசித்தேன். 2002 களின் இறுதியில் அக்கு ஹீலர் போஸ் அவர்களின் அறிமுகம் கிடைத்தபோது, அவர் அக்கு பங்சர் சிகிச்சைக்காக வரும் அனைத்து நோயாளிகளையும் பால் பயன்படுத்த தடை விதிப்பார். பால் குடிக்கும் நபர்களின் உடல் நிலையைவிட, பாலினை நிறுத்திவிட்ட பிறகு ஏற்படும் உடல்நலம் தனித்த தன்மையோடு இருப்பதை கண்கூடாகப் பார்க்க முடிந்தது. என் உடலின் அடிப்படை நோய்களுக்கான காரணங்கள் பாலில் துவங்கியிருப்பதை மிகத் தாமதமாகப் புரிந்து கொண்டு, பால் சாப்பிடுவதை அடியோடு நிறுத்தினேன். உடல் மிக வேகமாக இயல்புக்குத் திரும்புவதை உணர முடிந்தது.

பால் பற்றிய இரு வேறு கருத்துகள் இயற்கை மருத்துவர்களிடையேயும் நிலவி வருகிறது. மதங்களின், சாதி பழக்கங்களின் அடிப்படையிலும் பால் முக்கியத்துவம் பெறுகிறது. சில சாதிகளைச் சேர்ந்த நபர்களிடம் பால் பற்றி பேசுவது அவர்கள் நம்பும் கடவுளுக்கு எதிரானதாகக்கூட கருதப்படுகிறது.

நீங்கள் பால் பற்றி என்ன கருத்துகளைக் கொண்டிருந்தாலும் ஒரே ஒரு விஷயத்தை யோசித்துப் பாருங்கள். அந்தக் காலத்தில் கிடைத்த பாலுக்கும், இப்போது நாம் சாப்பிடும் பாலுக்கும் என்ன வேறுபாடு இருக்கிறது…? என்ற அடிப்படையைப் புரிந்து கொண்டாலே போதும்.

அமெரிக்க மருத்துவர் டாக்டர் வில்லியம் ட்ரெப்பிங் பால் சாப்பிடாத குழந்தைகளின் தன்மைகளை அமெரிக்க சூழலில் தனியாகவே விளக்குகிறார். அந்த அளவுக்கு பால் சாப்பிடும் குழந்தைகளின் உடலும், மனமும் மந்தத்தன்மை அடைந்திருப்பதை அவருடைய உரைகள் விளக்குகின்றன.

பாலுக்கு எதிரான கருத்துகளைக்கொண்ட ஏராளமான நூல்கள் ஆங்கிலத்தில் இருந்தாலும், தமிழில் ஒன்றிரண்டு நூல்களே கிடைக்கின்றன. இது தமிழகச் சூழலில், பல்வேறு ஆய்வுகளின் அடிப்படையில் நான் அவ்வப்போது எழுதிவந்த சிறு கட்டுரைகளின் கூட்டாக தொகுக்கப்பட்டுள்ளது.

பால் பற்றிய உங்கள் நம்பிக்கைகள், முடிவுகள் அனைத்தையும் ஓர் ஓரமாக வைத்துவிட்டு, இச்சிறுநூலை வாசியுங்கள். அப்புறம், பரிசோதனை செய்து பாருங்கள். பயன்படுத்திப் பார்த்துவிட்டு முடிவுக்கு வாருங்கள்.

வாசிப்புக்கு நன்றி.

நம் தினசரி உணவுகளில் ஒன்றாக மாறிவிட்டது - பால். பால் பொருட்களை நாம் கட்டாயமாக குழந்தைகளுக்கும், நமக்கும் பயன்படுத்துவதன் ரகசியம் என்ன?

அதில் இருப்பதாகக் கூறப்படும் கால்சியம் சத்துதான். பால் பொருட்களை பயன்படுத்தாமல் இருந்தால் நமக்கும், குழந்தைகளுக்கும் கால்சியம் குறைவு ஏற்படும். அப்படி ஏற்பட்டால், குழந்தைகளின் எலும்பு வளர்ச்சி உட்பட பல பாதிப்புகள் வந்துவிடும். அதிலும் இந்தக் காலத்தில் பெண்களுக்கு ஏற்படும் கால்சியம் குறைவால் நாற்பது வயதிற்குமேல் ஆஸ்டியோ போரோசிஸ் என்ற எலும்பு பாதிப்பு வந்து விடும் என்றெல்லாம் கேள்விப்பட்டுள்ளோம்.

கால்சியம் என்ற சத்து குறைந்தால் இப்படியான பாதிப்புகள் ஏற்படும் என்று உலகம் முழுக்க பல நிறுவனங்களும், மருத்துவர்களும் கூறி வருகிறார்கள். இது உண்மைதான்.

எந்த ஒரு பொருள் உடலில் குறைந்தாலும், கூடினாலும் நோய் என்பது அடிப்படை உண்மை. சரிதானே? இதைத்தான் திருக்குறள் -"மிகினும், குறையினும் நோய்" என்று வரையறுக்கிறது. கால்சியம் குறைவைப் பற்றி உலகம் முழுவதும் ஒப்பாரி வைக்கும் மருந்துக் கம்பெனிகள் கால்சியம் கூடுதலைப் பற்றிப் பேசுவதில்லையே ஏன்?

உங்கள் குழந்தைக்கு கால்சியம் குறைந்துவிட்டது என்றால் கம்பெனிகள் மருந்து விற்கலாம். கால்சியம் கூடுதல் என்றால் எப்படி மருந்து விற்க முடியும்? எனவே தான் மருந்து நிறுவனங்கள், உணவு நிறுவனங்கள் அனைத்தும் சத்துக்குறைவை மட்டுமே பேசுகின்றன.

நாமும் பால் பொருட்களை கிலோக்கணக்கில் வாங்கி வாங்கி குழந்தைகளுக்கு புணல் வைத்து ஊற்றாத குறையாக கொடுத்துக் கொண்டிருக்கிறோம்.

உண்மையில், நம் குழந்தைக்கு கால்சியம் குறைவாகத்தான் இருக்கிறது என்று தெரிந்துதான் பால் பொருட்களைப் பயன்படுத்துகிறோமா? கூடுதலாக இருந்தால் என்ன ஆகும்?

அமெரிக்காவில் 2003 ஆம் ஆண்டு ஐந்து ஆங்கில மருத்துவர்களைக் கொண்ட குழு ஒன்று டாக்டர்.கேரி நல் தலைமையில் ஆய்வு மேற்கொண்டது. அதில் சத்துப் பொருட்களால் ஏற்படும் மரணம் பற்றிய ஆய்வும் செய்யப்பட்டது. அதன் முடிவு என்ன தெரியுமா?

தவறான சத்துப் பிரயோகங்களால் ஏற்பட்ட மரணம் பத்து ஆண்டுகளில் மட்டும் பத்து லட்சத்து ஒன்பதாயிரம் பேர். இதில் சத்துக் கூடுதலால் ஆன மரணங்களும் அடக்கம். விளம்பரங்கள் பரிந்துரைக்கும் எல்லா சத்துக்களையும் நம் குழந்தைகளின் உடலில் ஏற்றி விட வேண்டியதில்லை.

இன்னும் ஓர் உண்மை தெரியுமா? இந்த அமெரிக்க ஆய்விற்குப் பின்னால் சத்துகள் குறித்தப்பல்வேறு ஆய்வுகள் நடந்து கொண்டிருக்கின்றன. அதில் முக்கியமான இரண்டு ஆய்வுகள் மார்ச் 2003 பிரிட்டிஷ் மெடிகல் ஜர்னல் ஆய்வும், 2005 ஏப்ரலில் வெளியான லேன்செட் ஆய்வும்தான்.

இந்த ஆய்வுகள் ஹார்வார்டு நர்சுகள் 78,000 பேரைப் பயன்படுத்தி, பன்னிரெண்டு ஆண்டுகளாகச் செய்யப்பட்டன. இந்த ஆய்வுகளின் முடிவு என்ன தெரியுமா?

கால்சியம் சத்துகளுக்காக என்று கூறி அளவுக்கு அதிகமாக நாம் குடிக்கும் இயற்கை மற்றும் செயற்கைப் பால்களால் ஏற்படும் விளைவு - எலும்புகளின் வளர்ச்சிக் குறைவும், பெண்களுக்கு ஏற்படும் ஆஸ்டியோ போரோசிஸ் எனப்படும் எலும்பு நொறுங்கும் நோயும்தான். எந்த நோய்கள் சத்துக் குறைவால் ஏற்படும் என்று கூறி நம்மை பால் பொருட்களைக் குடிக்க வைத்தார்களோ அதே பொருட்களை நாம் கூடுதலாகப் பயன்படுத்தினாலும் அதே நோய்கள்தான் உருவாகின்றன.

கால்சியம் குறைந்த நபர்களுக்கு செயற்கையான சத்துப் பொருட்களை, பால் பவுடரைக் கொடுக்கும்போது செயற்கை கால்சியம் அதிகமாகிறது. இவை உடலுக்குப் பயன்படுமா என்பதே இன்னும் கண்டுபிடிக்கப்படவில்லை. ஏனென்றால் கால்சியம் என்ற சத்தை நம் உடல்தான் தயாரித்துக் கொள்கிறது. செயற்கையான நேரடி கால்சியத்தை நாமே உடலுக்குக் கொடுக்கும்போது அது அதிகப்படியானதாக மாறுகிறது.

நம் உடல் இயல்பாகத் தயாரிக்கும் கால்சியம் உயிர்ச்சத்து உள்ள பொருள். ஆய்வுக்கூடங்களில் செயற்கையாகத் தயாரிக்கப்படும் கால்சியம் - கால்சியம் போலவே தோற்றமளிக்கும் ரசாயனம் என்பதை மனதில் கொள்ள வேண்டும். உடலே தனக்குத் தேவையான கால்சியத்தைத் தயாரித்துக் கொள்ளுமானால் தேவையான அளவை தானே நிர்ணயித்துக் கொள்ளும். நாம் வெளியில் இருந்து கால்சியம் கூடுவதற்காக என்று செயற்கைச் சத்துகளை அள்ளி உள்ளே கொட்டினோம் என்றால் உடல் என்ன ஆகும்?

நாம் குழந்தைகளுக்குக் கொடுக்கும் பால்பவுடர்களில் மெலமைன் என்ற நச்சுப் பொருள் கலந்துள்ளது. பாலை செயற்கை முறையில் பவுடராகத் தயாரிக்கும்போது மெலமைன் அதில் இருந்தே தீரும். அதனால் உலக அரசாங்கங்கள் மெலமைன் அளவிற்குக் கட்டுப்பாடு விதித்துள்ளன. 2009ஆம் ஆண்டு சீனாவில் விற்கப்படும் பால் பவுடர்கள் சோதனை செய்யப்பட்டன. அவற்றில் மெலமைன் நச்சு நிர்ணயிக்கப்பட்ட அளவைவிட மிக அதிகமாக இருப்பதைக் கண்டுபிடித்தார்கள். உடனே சீனா பல பால்பவுடர் கம்பெனிகளைத் தடை செய்தது.

திடீரென்று சீன அரசு ஏன் பால் பவுடர்களை ஆய்வு செய்தது? 2008-09 ஆண்டுகளில் சீனக்குழந்தைகள் நூற்றுக்கணக்கில் மருத்துவமனைக்கு வந்தன. அக்குழந்தைகளுக்கு சிறுநீரகம் பாதிக்கப்பட்டிருந்தது. டயாலிசிஸ் என்ற செயற்கை சுத்திகரிப்பு செய்யும் அளவிற்கும், சிறுநீரக மாற்று அறுவை சிகிச்சை செய்யும் அளவிற்கும் குழந்தைகளின் சிறுநீரகங்கள் பழுதடைந்து போனதாக சீன மருத்துவர்கள் அரசுக்கு அறிவித்தார்கள். அந்த சிறுநீரக பாதிப்பு ஏன் ஏற்பட்டது என்று ஆய்வு செய்யும்போதுதான் மெலமைன் என்ற நச்சுப்பொருளைக் கண்டறிந்தார்கள். அப்புறம் பால்பவுடர் கம்பெனிகள் சிக்கின.

எந்தக் கம்பெனி பால்பவுடர்களைச் சீன அரசு தடை செய்ததோ அதே கம்பெனி இந்தியாவில் தன்னுடைய விளம்பரங்களையும், விற்பனையையும் நிறுத்தவே இல்லை. 1980களில் அதே நிறுவனம் பாகிஸ்தானில் தடை செய்யப்பட்டிருந்த போதும் இந்தியாவில் அதன் பால்பவுடர் விற்பனை அமோகமாக இருந்தது. இப்போதும் இருக்கிறது.

எந்தக் கம்பெனி என்று அறிந்து கொள்வதைவிட, செயற்கை பால் பவுடரால் ஏற்பட்ட விளைவு என்று புரிந்து கொள்வதுதான் முக்கியம். செயற்கையான சத்துகளால் ஒருபோதும் இயற்கையான கால்சியத்தைக் கொடுத்துவிட முடியாது.

பால்பவுடர் வேண்டாம் என்பது சரிதான்; பால் பாக்கெட்டுகளைப் பயன்படுத்தலாமா?

பால் பவுடர், பாக்கெட் பால் - இப்படி எதாவது ஒருவகையில் பாலை நம் குழந்தைகளுக்குக் கொடுக்க நாம் விரும்புவதற்கு என்ன காரணம்? பாலில் இருக்கும் கால்சியம் என்ற சத்துதான் நம்மை பாலை நோக்கி ஈர்க்கிறது.

பால் - குளிர்ச்சியான பொருள். உடலுக்குக் கால்சியம் சத்தை வழங்கும் என்ற கருத்து பரவலாக நம்மைச் சுற்றி பரப்பப்பட்டுள்ளது. பாலில் கால்சியம் சத்து இருப்பது உண்மைதான். அது உடலில் சென்று சேர்கிறதா என்று எவ்வாறு அறிவது?

நம்முடைய உடலில் ஒரு சத்துப் பற்றாக்குறை இருக்கிறது என்று வைத்துக் கொள்வோம். அந்தக் குறிப்பிட்ட சத்தை சாப்பிடுமாறு மருத்துவர் நம்மைப் பரிந்துரைக்கிறார். எவ்வளவு நாள் சாப்பிட வேண்டும் என்பதையும், என்ன அளவு சாப்பிட வேண்டும் என்பதையும் அவர் பரிந்துரைப்பார் அல்லவா? அல்லது அந்த சத்துப்பொருளை நாம் உயிரோடு இருக்கும் காலம் வரை சாப்பிட்டு வர வேண்டுமா? குறைவான சத்து, சரியான அளவிற்கு வந்தவுடன் சாப்பிடுவதை நிறுத்தி விடலாம் அல்லவா?

நாம் சத்திற்காக என்று சாப்பிடும் எந்த உணவிற்காகவாவது இப்படி அளவு முறைகள் உண்டா? கால்சியம் சத்துள்ள பால் பவுடரை அல்லது சத்து பானத்தை குழந்தையில் இருந்து கொடுத்து வருகிறோம். தொலைக்காட்சி விளம்பரங்கள்

சொல்கின்ற அடிப்படையில் குழந்தைகளுக்கு ஒரு சத்து பானம், டீன் ஏஜ் உள்ளவர்களுக்கு ஒரு சத்து பானம், பெண்களுக்கு தனி சத்து பானம், அப்புறம் பெண்கள் கர்ப்பமாக இருக்கும் போது ஒரு சத்து பானம், வயதானவர்களுக்கு ஒரு சத்து பானம். இப்படி வாழ்நாள் முழுவதும் ஏதாவது ஒரு சத்து பானத்தைச் சாப்பிட்டுக்கொண்டே இருக்க வேண்டும்.

நாம் பிறந்ததில் இருந்து குறைவாக இருக்கும் சத்து - நாம் சாகிற வரைக்கும் குறைந்தேதான் இருக்கும் என்று கம்பெனிகள் சொல்கின்றன. அவர்களுடைய சத்து பானங்களின் விற்பனைக்காகச் சொல்லப்படும் பொய்க்கும் அறிவியலுக்கும் சம்பந்தமே இல்லை. இப்படி கால்சியம் சத்துக்காகத்தான் நாம் பால் பொருட்களைச் சாப்பிடுகிறோம்.

உண்மையிலேயே கால்சியம் குறைந்து போனால், கால்சியம் உள்ள உணவை சாப்பிட்டுத்தான் அதைப் பெறமுடியுமா? அறிவியல் என்ன சொல்கிறது?

1940களில் பிரான்சில் வாழ்ந்த விஞ்ஞானி - டாக்டர். லூயி கேர்வரான். மனிதன் கால்சியத்திற்காக பாலைப் பயன்படுத்துகிறான் என்றால் பால் தரும் மாடு கால்சியத்தை எங்கிருந்து பெறுகிறது? என்பதுதான் கேர்வரானின் கேள்வி.

மாடு தன்னுடைய உணவான புல்லில் இருந்து மெக்னீசியத்தைத் தான் பெறுகிறது. கால்சியத்தை நேரடியாகப் பெறுவதில்லை. மாட்டிற்கு என்று எந்த ஒரு மருத்துவரும் கால்சியம் உணவுகளைப் பரிந்துரைப்பதில்லை. கால்சியத்தை உணவாக சாப்பிடாத மாடு லிட்டர் லிட்டராக கால்சியத்தை உருவாக்குகிறது. இது எப்படி சாத்தியம்?

இதுதான் உடலின் உருவாக்கம். தனக்குத் தேவையான எல்லா வகை சத்துகளையும் உணவுகளில் இருந்து பெறும் சக்தியில் இருந்து உடலே உருவாக்கிக் கொள்கிறது. மாடு மெக்னீசியத்தை கால்சியமாக மாற்றிக் கொள்கிறது. கோழி தன்னுடைய உணவான மைக்காவில் இருந்து கால்சியத்தை உருமாற்றி பெற்றுக் கொள்கிறது. எந்த உயிரினமும் சத்து தேவை என்று நேரடியாக சத்துகளை உண்பதில்லை.

இப்படித்தான் கால்சியமும். கால்சியம் சத்திற்காக பாலைக் குடிக்க வேண்டியதில்லை. நம்முடைய உணவுகளில் உயிர்ச்சக்தி இருந்தால் போதும். அது எல்லா வகை சத்துகளையும் உருவாக்கும்.

உயிராற்றலில் இருந்து எப்படி சத்துகள் உருவாகும்?

இதை ஒரு உதாரணம் மூலம் புரிந்து கொள்ளலாம். கோழி முட்டையில் என்னென்ன சத்துகள் இருக்கின்றன? கால்சியம், புரதம், கார்போஹைடிரேட் ...இன்னும் சில சத்துக்கள். இவை தவிர வேறு எதுவும் இருப்பதாக இன்னும் கண்டுபிடிக்கப்படவில்லை. இந்த முட்டையை அடை வைத்தாலோ அல்லது இயந்திரத்தின் மூலம் வெப்பம் கொடுத்தாலோ என்ன நடக்கிறது?

கோழி முட்டையின் உள்ளே கோழிக்குஞ்சு உருவாகிறது. இந்த உயிர் சத்துகளில் இருந்து உருவாகிறதா? அல்லது உயிராற்றலில் இருந்து உருவாகிறதா? சத்துகளில் இருந்து உருவாகிறது உண்மை என்றால் முட்டையில் உள்ள அதே சத்துகளை வைத்து ஆய்வுக்கூடங்களில் கோழிக் குஞ்சுகளைத் தயாரித்திருக்க முடியும். எந்த உயிரும் சத்துகளில் இருந்து உருவாவதில்லை. உயிராற்றலில் இருந்துதான் உருவாகிறது. அதற்குப் பிறகு அந்த உயிர் தனக்குத் தேவையான சத்துகளை உடலின் உதவியோடு உற்பத்தி செய்து கொள்கிறது.

எனவே - நம்முடைய உணவுகளில் உயிராற்றல் இருப்பதுதான் முக்கியமே தவிர, சத்துகள் இருக்க வேண்டும் என்று கட்டாயமில்லை. உயிராற்றலில் இருந்து தேவையான சத்துகள் உருவாகும்.

சரி... நாம் துவங்கிய இடத்திற்கே வரலாம். பாக்கெட் பாலில் என்ன இருக்கிறது?

நாம் பாக்கெட் பாலை கெட்டியாக இருப்பதால் பயன்படுத்துகிறோம். ஆனால் உண்மையில் பாலில் எத்தனை சதவீதம் தண்ணீர் இருக்கிறது தெரியுமா? 87% தண்ணீரும், 13% இதர பொருட்களும் இருப்பதுதான் பால். இயற்கையின் இந்த விகிதத்திற்கு மாற்றாக கெட்டியான பால் வேண்டும் என நாம்

விரும்புகிறோம். கம்பெனிகள் கெட்டியான பாலைத் தயாரித்துத் தருகின்றன.

பால் பண்ணைகளில் இருந்து பெறப்படும் பால் முதலில் மொத்தமாக சேமிக்கப்பட்டு, அதிலிருந்து கொழுப்பு பிரிக்கப்படுகிறது. பின்பு கொழுப்பு நீக்கப்பட்ட பாலினை உடைத்து இயந்திரத்தின் மூலம் கலக்குகிறார்கள். அப்புறம் பாலின் தரத்திற்கு ஏற்றவாறு அதன் கெட்டித் தன்மையை அதிகரிக்கத் தேவையான அளவிற்குக் கொழுப்பை அல்லது கொழுப்பு பவுடரைக் கலக்கிறார்கள். புரதத்தின் அளவைக் கூட்டவும், கொழுப்பின் அளவைக் கூட்டவும் இப்படிச் செய்கிறார்கள். இது வழக்கமான முறை.

சில நிறுவனங்கள் பாலில் ஸ்டார்ச், மைதாமாவு, குளுக்கோஸ், மரவள்ளிக் கிழங்குமாவு, ஜவ்வரிசி போன்ற பொருட்களை கெட்டியாக மாற்றுவதற்காகக் கலக்கின்றனர். பால்கெடாமல் இருக்க, அமோனியா, சோடியம் ஹைட்ராக்ஸைடு, கார்பன் ட்ரை ஆக்ஸைடு, பொட்டாசியம் ஹைட்ராக்ஸைடு போன்றவற்றில் எதாவது ஒன்றினைச் சேர்க்கிறார்கள். யூரியாவில் அமோனியா இருப்பதாலும், மிக எளிதாகக் கிடைப்பதாலும் சிறுவியாபாரிகள் பலரும் இதனைச் சேர்க்கிறார்கள்.

பாலை மிக அதிகமான குளிர்ச்சிக்கு உட்படுத்துதல், கிருமிகளை நீக்குதல், செயற்கை சுவை அதிகரித்தல் என்று பல நிலைகளைக் கடந்து பாக்கெட்டில் அடைக்கப்படுகிறது. பாலின் இயற்கையான உயிராற்றல் ரசாயனக் கலப்பாலும், இயற்கைத் தன்மை மாற்றத்தாலும் பாதிப்படைகிறது என்பதை தனியாகச் சொல்ல வேண்டியது இல்லைதானே?

இது வரை நாம் பார்த்த நடைமுறைகள் எல்லாம் நியாயமான பால் தயாரிப்பு நிறுவனங்களில் வழக்கமான தயாரிப்பு முறை. இப்போது புதிதாக "செயற்கைப்பால்" எனப்படும் "சிந்தடிக் மில்க்" தயாரிக்கப்படுகிறது.

சிந்தடிக் மில்க் என்பதை நாம் ஆராய்ந்து பார்த்துக் கண்டுபிடித்து விட முடியாது. அந்த அளவிற்கு இதன் தயாரிப்பு உத்திகள் உள்ளன. வேதியியல் பரிசோதனைக்கூடங்கள் மட்டுமே செயற்கைப் பாலைக் கண்டுபிடிக்க முடியும். செயற்கைப் பால்

தயாரிப்பதற்கு மாடு அல்லது மாட்டில் இருந்து பெறப்பட்ட பால் - இரண்டுமே தேவையில்லை.

இது மாதிரியான செயற்கைப் பால் என்பதெல்லாம் மேலை நாடுகளில் தான் சாத்தியம். நம் நாட்டில் எல்லாம் இதுமாதிரியான தயாரிப்புகள் வரவில்லை என்று நம்புபவரா நீங்கள்? இந்திய உணவுப் பாதுகாப்பு மற்றும் தர நிர்ணய ஆணையத்தின் புள்ளி விபரத்தைப் பார்க்கலாமா?

சத்தீஸ்கர், பீகார், மேற்குவங்கம், ஒடிசா, ஜார்கண்ட் ஆகிய மாநிலங்களில் 100% செயற்கைப் பால் புழங்குகிறது. குஜராத் - 89%, பஞ்சாப் - 81%, ராஜஸ்தான் - 76%, தில்லி - 70% மகாராஷ்ட்ரா - 65% என்ற விகிதங்களில் செயற்கைப் பால் விற்பனையில் உள்ளது. தமிழ்நாட்டில் முழுமையான ஆய்வுகள் இன்னும் நடைபெறவில்லை.

இப்படிப் பாலிலுள்ள கலப்படத்தைக் கண்டுபிடிப்பதற்கு என்ன காரணம் தெரியுமா?

இந்தியாவிலுள்ள ஒரு அமைப்பு நம் உச்சநீதிமன்றத்தில் ஒரு வழக்கு தொடர்ந்தது. குழந்தைகளின் அடிப்படை உணவான பாலில் ரசாயனப் பொருட்கள் கலப்பது தொடர்பாக மத்திய அரசு கவனிக்கவேண்டும் என்றும், அதுகுறித்த விழிப்புணர்வை உணவுப்பாதுகாப்பு அமைப்பு ஏற்படுத்தவேண்டும் என்றும் மனுவில் அந்த அமைப்பு கோரியிருந்தது. இதைக் தொடர்ந்து நடைபெற்ற விசாரணையில் 2012 மே மாதம் உச்சநீதிமன்றம் மத்திய அரசிற்கு உணவுப் பாதுகாப்பு குறித்த கேள்வியை எழுப்பியது. மத்திய அரசின் சார்பாக ஆஜரான வழக்கறிஞர் “உணவுப் பாதுகாப்பு மற்றும் கலப்படத்தடுப்பு என்பது மாநில அரசுகளின் பிரச்சினை. இதில் மத்திய அரசு செய்வதற்கு ஒன்றுமில்லை” என்று நீதிமன்றத்தை மாநிலங்களின் பக்கம் திருப்பிவிட்டார். அதைத் தொடர்ந்து நடைபெற்ற கணக்கெடுப்பில் வெளிப்பட்டவைதான் மேலே நாம் பார்த்த புள்ளிவிபரங்கள்.

இத்தனை சதவீதம் பாலில் கலப்படம் இருக்கிறது என்று இந்த புள்ளி விபரங்கள் சொல்லவில்லை. மாறாக, பாலில் இவ்வளவு போலி இருக்கிறது என்றுதான் சொல்கிறது. மறுபடி ஒருமுறை சதவீதக் கணக்குகளைப் பாருங்கள்.

இப்போது பால் என்ற பெயரில் நமக்கு வழங்கப்படும் சிந்தடிக் மில்க் பற்றிப் பார்க்கலாம்.

சாதாரணப் பால் போலவே தோற்றமளிக்கும் இந்த சிந்தடிக் மில்க்கின் தமிழ்ப்பெயர் நஞ்சுப்பால். இதை ஏன் நஞ்சுப்பால் என்று அழைக்கிறார்கள் என்பதை இதன் தயாரிப்புமுறையில் இருந்து நாம் அறிந்துகொள்ளலாம்.

வாசிங் மிஷின் போன்ற டிரம்மில் வெந்நீருடன் காஸ்டிக் சோடாவையும், யூரியாவையும் கலக்கிறார்கள். டிரம்மை வேகமாகச் சுழல வைக்கும்போது அதிலிருந்து நுரை பொங்கி வரும். இப்போது டிடர்ஜண்ட் பவுடர், ஷாம்பூ போன்றவற்றையும் கலக்க வேண்டும். கொழுப்புச் சத்திற்காக மட்டரகமான ஆயிலையும், வெண்மை நிறத்திற்காக கிழங்கு மாவையும். இனிப்பதற்காக சாக்ரீமையும் கலந்து முப்பது நிமிடங்களில் தயாராகிறது நச்சுப்பால்.

இதில் கலக்கப்படும் ஒவ்வொரு பொருளும் விஞ்ஞானப்பூர்வமாக, பலவிதமான பரிசோதனைகளுக்குப் பின்னால் கண்டுபிடிக்கப்பட்டிருக்கிறது. ஒவ்வொரு பொருளையும் தகுந்த அறிவியல் காரணங்களோடுதான் கலக்கிறார்கள். யூரியாவைக் கலப்பதன்மூலம் கொழுப்பு அல்லாத பிற சத்துகளைக் கூடுதலாகக் காட்டமுடியும். அதேபோல காஸ்டிக் சோடா கலப்பதன் மூலம் பால் கெடாமல் பார்த்துக்கொள்ளவும், அதன் அமிலத்தன்மையைச் சமன்படுத்திடவும் முடியும். டிடர்ஜண்ட் பவுடரை ஏன் இதில் கலக்கிறார்கள் தெரியுமா? கொழுப்புச்சத்திற்காகக் கலக்கப்படும் எண்ணெய் தண்ணீரில் கரையாது அல்லவா? எண்ணெய் தண்ணீரில் கரையவேண்டுமென்றால் டிடர்ஜண்ட் பவுடர் அவசியம்.

நம் உடலில் சத்து கூடுவதற்காக இந்தப் பாலை உண்மையான பால் என்று நம்பிக் குடிக்கும் நம்முடைய உடலில் பல உள்ளுறுப்புகள் நேரடியாக பாதிக்கப்படுகின்றன. இப்படி தயாரிக்கப்படும் பாலை சாதாரண பண்ணைகள் மூலம் விநியோகிக்க வாய்ப்பு குறைவு என்பதால் பேக் செய்யப்பட்ட பாக்கெட் பாலில் இது கலக்கப்படுகிறது. மிகப்பெரிய பண்ணைகளிலும் இந்தக் கலப்பு சாத்தியம்தான்.

சிந்தடிக் மில்க் எனப்படும் இந்த செயற்கைப்பாலிற்கு நச்சுப்பால் என்ற பெயர் பொருத்தமானதுதானே?

இது மனிதர்களின் உடல்நலம் தொடர்பான சீரியஸ் பிரச்சினை என்பதால் அரசு ஆய்வுக்கூடங்கள் மிகச் சமீபத்தில் பால் பற்றிய ஆய்வுகளில் ஈடுபட்டு வருகின்றன. பால் பவுடரிலும் பிரச்சினை; பாக்கெட் பாலிலும் சந்தேகம்... இதில் நச்சுப்பால் வேறு. நாம் என்னதான் செய்வது?

பால் பவுடரும் வேண்டாம், பாக்கெட் பாலும் வேண்டாம். நேரடியாகப் பண்ணைகளில் இருந்து பெறப்படும் பசும்பாலைப் பயன்படுத்தலாமா? பக்கத்து வீட்டில் பசு வைத்திருக்கிறார்கள். அப்படிக் கிடைக்கும் பசும்பாலைப் பயன்படுத்தலாமா? கேள்விகளோடு காத்திருங்கள். பதில்களைப் பரிசீலிப்போம்.

பாலைப் பற்றிய உண்மைகளை அறிந்து கொள்ளும்போது, அதன் வெள்ளை நிறத்தைப் பார்த்தாலே பயம் வரும் அளவிற்கு அதன் கலப்படம் நம்மை அச்சுறுத்துகிறது. சில மாதங்களுக்கு முன்னால் உச்சநீதிமன்றத்தில் தொடரப்பட்ட பால் கலப்படம் பற்றிய வழக்கு ஒன்றில் ஜனவரி 30 ஆம் தேதி நீதியரசர். ராதாகிருஷ்ணன் மாநில அரசுகளுக்கு ஒரு பரிந்துரையை அனுப்பியுள்ளார். குழந்தைகளின் முக்கிய உணவாக இருக்கும் பாலில் கலப்படம் செய்பவர்களுக்கு ஆயுள் தண்டனை வழங்க வேண்டும் என்பதுதான் அந்தப் பரிந்துரை.

ஆயுள் தண்டனை வழங்கும் அளவிற்கு பாலின் கலப்படங்கள் உச்ச கட்டத்தை எட்டியுள்ளன. அதனால் ஏற்படும் பாதிப்புகள் அதிகரித்துள்ளன. இந்தக் கலப்படம் எல்லாம் ஒருபுறம் இருக்கட்டும். உள்ளூரில் பண்ணைகளில் இருந்து கறந்து விற்கப்படும் பசும் பாலைப் பயன்படுத்தலாமா? அது உடலுக்கும் நன்மைதானே?

ஒரு நாட்டு மாடு எந்த அளவிற்குப் பால் தரும் தெரியுமா? தன்னுடைய கன்றுக்குட்டியின் எடையில் பத்தில் ஒரு பங்கு பாலை மட்டுமே பசு சுரக்கிறது. கன்றுக்குட்டியின் எடை 15 கிலோ என்றால், பசு தரும் பால் 1.5 லிட்டர் மட்டுமே. ஒவ்வொரு பசுவும் இப்படித் தனிதனியான அளவுகளில் தான் பால் தரும். ஆனால் ஒரு பண்ணைக்கு அதன் வாடிக்கையாளர்களைத்

திருப்திப்படுத்தும் அளவிற்கான பாலை ஒரே அளவில் பசுக்கள் தருவதில்லை.

நீங்கள் பால் வாங்கும் பண்ணையில் இன்றைக்கு பால் கிடைக்கும், நாளைக்கு கிடைக்காது. இப்படி தினசரி உறுதியற்று பால் விநியோகம் இருந்தால் நீங்கள் என்ன செய்வீர்கள்? ஆனால் உண்மையில் ஒரே அளவு பால் கிடைக்காத பண்ணைகள் இப்படித்தான் இயங்க முடியும். அதனால் தினசரி ஒரே அளவில் பால் கிடைப்பதை உறுதி செய்துகொள்ள வேண்டிய கட்டாயம் பண்ணைகளுக்கு உண்டு. இப்போது பண்ணைகள் என்ன செய்யும் தெரியுமா?

தினமும் அதிக அளவில் பால் சுரக்க வைப்பதற்காக எல்லா பசுக்களுக்கும் ஆக்சிடோசின் என்ற ஹார்மோன் ஊசியைப் போட்டு விடுவார்கள். ஆக்சிடோசின் என்பது பசுக்களுக்கு இயல்பாக சுரக்க வேண்டிய இயற்கை ஹார்மோன். அதே ஹார்மோனை செயற்கை ரசாயனமாக ஆய்வுக்கூடங்களில் தயார் செய்து பசுக்களுக்கு ஊசி மூலம் செலுத்திவிடுவார்கள். வழக்கமான பால் கறக்கும் அளவை விட “ஊசிப்பால்” அதிகமாகக் கிடைக்கும்.

நாமும் தான் நிறைய ஊசிகளை நம் உடலில் செலுத்திக் கொள்கிறோம். அதுபோல இதுவும் ஒரு மருந்துதானே என்று சாதாரணமாக எடுத்துக்கொள்ள முடியாது. நாம் பயன்படுத்திக் கொண்டிருக்கும் ஊசி மருந்துகளில் உள்ள விளைவுகளை, பாதிப்புகளை ஆய்வு செய்து பல மருந்துகளை அரசுகள் தடைசெய்து கொண்டுள்ளன. ஆனால் தடை செய்யப்பட்ட அம்மருந்துகள் கூட நம் நாட்டில் மிகச் சுலபமாகக் கிடைக்கும். நாம் பயன்படுத்தும் மருந்துகளை விட, ஹார்மோன் ஊசிகள் மிகக் கொடூரமானவை.

பசுவின் உடலில் அதீத தூண்டுதலை ஏற்படுத்தி பாலை அதிகப்படுத்துவதற்கு இது உதவுகிறது. ஆக்சிடோசின் என்ற இந்தச் செயற்கை ரசாயனம் பசுவின் வழியாக பாலில் கலந்து நம் உடலிற்கும் செல்கிறது என்று சில ஆண்டுகளுக்கு முன்பு கண்டுபிடிக்கப்பட்டது. மனித உடலில் பெரும் மாற்றங்களை ஆக்சிடோசின் செய்கிறது என்று நிரூபிக்கப்பட்ட பின்பு, அந்த ஹார்மோன் தடை செய்யப்பட்டது. பசுக்களுக்கு ஹார்மோன்

ஊசியைப் போடக்கூடாது என்று நம் நாட்டிலுள்ள எல்லா பண்ணைகளுக்கும் அறிவிக்கப்பட்டது. தடைசெய்யப்பட்ட ஆக்சிடோசின் வழக்கம்போல் நம் உள்ளூர் மருந்துக் கடைகளிலேயே இப்போதும் கிடைக்கிறது.

ஆக்சிடோசினும் பழைய கதைதான். விஞ்ஞானம் வளர வளர நம்மைப்போன்ற சாதாரண மனிதர்களுக்குப் பயன்படுகிறதோ இல்லையோ, மிகப்பெரிய கம்பெனிகளுக்கும், முதலாளிகளுக்கும் நன்றாகவே பயன்படுகிறது. பால் மட்டும் அதிகமாகக் கிடைத்தால் போதுமா? கன்று வளர்ந்து, பசுவாகி, அது பால் தருவதற்காக பல ஆண்டுகள் காத்திருக்க வேண்டியிருக்கிறதே? பண்ணை முதலாளிகளுக்கு உதவுவதற்காகவே வந்தது மருத்துவத்துறையின் புதிய கண்டுபிடிப்பு.

அதுதான் துரிதவளர்ச்சி ஹார்மோன் (Recombinant Bovine Growth Hormone -RBGH). இந்த ஹார்மோன் ஊசியைக் கன்றுக்குட்டியின் மூன்றாம் மாதத்தில் இருந்தே போடத் துவங்கவேண்டும். அப்படி தொடர்ந்து போட்டு வந்தால் பதினைந்தாவது மாதத்தில் இருந்து பால் கறக்கத் துவங்கும். அதுவும் வழக்கமான பசுக்கள் கறக்கும் பாலை விட நான்கு மடங்கு பால் அதிகமாகக் கிடைக்கும்.

இந்த ஹார்மோன் பாலைக் குடிப்பதால் நம் குழந்தைகள் அதீத வளர்ச்சியடைவார்கள். உடலில் பல ஹார்மோன் மாற்றங்கள் உருவாகும். ஹார்மோன் பால் அதிகமாக புழக்கத்திலுள்ள அமெரிக்காவில் ஆண்களுக்கும் மார்பக வளர்ச்சி ஏற்பட்டு வருகிறது. இக்காலத்தில் அதிக அளவில் ஆண்களுக்கான மார்பக அறுவை சிகிச்சை செய்யப்பட்டுள்ளதாக அமெரிக்க மருத்துவ புள்ளி விபரங்கள் தெரிவிக்கின்றன. அதீத வளர்ச்சி என்பது உடலின் எல்லா பாகங்களிலும் ஏற்படும் என்பதை நாம் மறந்து விடக்கூடாது.

இப்படி ஹார்மோன்கள் மூலம் பசு வளர்ப்பதையும், பால் கறப்பதையும் ஜப்பான், ஆஸ்திரேலியா, கனடா, ஐரோப்பிய நாடுகள் என்று பல நாடுகள் தடை செய்துள்ளன. இப்படி அரசுகள் செய்யும் தடை உத்தரவுகளை நம்மைப் போன்ற சாமானிய மக்கள்தான் கடைபிடிப்போம். கோடிகளில் புரளும் கம்பெனிகளை அவை கட்டுப்படுத்துவதில்லை என்பது நமக்குத் தெரிந்தது தானே?

இந்த ஹார்மோன் கலப்புகள் ஒருபுறம் நடந்து கொண்டிருக்கும் போதே, அதிகமான பாலைக் கறப்பதற்கான மரபணு மாற்ற உயிரியல் தொழில் நுட்பமும் பசுக்களில் பயன்படுத்தப்படுகிறது. அதிக பால் கறக்கும் பசு இனத்தையும், சீக்கிரம் வளரும் பசு இனத்தையும் கலப்பினம் செய்து தொழில் ரீதியான கறவை மாடுகள் இன்னொரு புறம் தயாரிக்கப்படுகின்றன.

எப்படி இருந்தாலும் - பால் விற்பனை என்பது ஒரு முழுமையான வியாபாரம்தானே? எவ்வளவு அதிகமான பால் கறக்கிறதோ அந்த அளவிற்கு லாபம்தான். மாடுகளைப் பற்றியும், மனிதர்களைப் பற்றியும் நமக்கென்ன கவலை? என்ற வியாபாரத் தந்திரம் எல்லா தொழில்களையும் போலவே பாலையும் பாதித்திருக்கிறது.

சரி விடுங்கள். பாக்கெட் பாலோ, ஹார்மோன் பாலோ கூட வேண்டாம். நாங்கள் வீட்டிலேயே பசு வைத்திருக்கிறோம். அதிலிருந்து பெற்று குடிக்கலாமா?

"பால் குடிக்காதீர்கள்" என்று ஒரு புத்தகம் எழுதியிருக்கிறார் ஜான் ஹாங்கின்ஸ் பல்கலைக்கழகப் பேராசிரியரும், டாக்டருமான ஆஸ்கி. அவர் என்னதான் சொல்கிறார்?

"பாலில் நிறைய கால்சியம் இருப்பது உண்மைதான். அந்தக் கால்சியத்தை நம் உடலால் பெறவும் முடியும். ஆனால் பாலில் இருக்கும் அமிலத்தன்மையைச் சமன்படுத்துவதற்காக நம் எலும்பில் இருக்கும் கால்சியம் உருகி வெளியேறுகிறது. பாலில் இருந்து நாம் பெறும் கால்சியத்தை விட, அதைச் செரிப்பதற்காக நாம் இழக்கும் கால்சியம் அதிகம்" என்கிறார் டாக்டர்.ஆஸ்கி. இப்படி நம் உடலின் கால்சியம் குறைவதால்தான் பால் அதிகம் குடிப்பவர்களுக்கு "ஆஸ்டியோ போரோசிஸ்" என்று மருத்துவர்களால் அழைக்கப்படும் "கால்சியக் குறைவு நோய்" உருவாகிறது. இப்படிப் படிப்படியாக பலமிழக்கும் எலும்புகள் எளிதில் உடைந்துவிடக் கூடியதாக மாறிவிடுகிறது.

பால் பற்றிய மிகப்பெரிய விழிப்புணர்வு உலக நாடுகளிடையே பரவி வருகிறது. "பால் பாரம்பரியமான உணவு. அது இவ்வளவு மோசமானது இல்லை" என்று நமக்குத் தோன்றலாம். நடைமுறையில் செரிமானக்கோளாறுகள், குழந்தைகளின் பெரும்பாலான நோய்கள், சளி, இருமல், காசநோய், மலச்சிக்கல், மூச்சிரைப்பு... போன்ற நுரையீரல், வயிறு சம்பந்தமான

நோயாளிகளுக்குப் பாலை நிறுத்திய உடனேயே, சில வாரங்களில் பாதிக்கும் மேற்பட்ட தொந்தரவுகள் குறைவதை நாங்கள் கண்கூடாகக் காண்கிறோம்.

நச்சுப்பால், ஹார்மோன் பால் போன்றவை இல்லாமல் தூய்மையான வீட்டுப்பாலிலும் இந்தப் பிரச்சினைகள் உள்ளன. பால் நம் உடலில் என்ன விதமான மாற்றங்களை ஏற்படுத்துகின்றன என்பதையும், பாலுக்கு என்ன மாற்று என்பதையும் இன்னும் விரிவாக பார்ப்போம்.

ஆயுர்வேதமும், இயற்கை மருத்துவமும் "பால் ஒரு வெள்ளை விஷம்" என்ற கருத்தைப் பல நூறு ஆண்டுகளுக்கு முன்பே சொல்லியிருக்கின்றன என்பதையும் நினைவில் வைத்துக் கொள்ளுங்கள்.

பால்பவுடர், ரசாயனப்பால், ஹார்மோன்பால், பாக்கெட்பால் இவைகளை விஷம் என்று கூறினால் ஏற்றுக்கொள்ள முடியும். ஆனால் வீட்டில் பசு வளர்த்து அதிலிருந்து நாம் பெறும் பால் எப்படி விஷமாகும்?

முன்பெல்லாம் பணக்கார வியாதிகள் என்று நாம் அழைக்கும் புற்றுநோய், சர்க்கரைநோய், ரத்த அழுத்தம் போன்ற நோய்கள் இப்போது ஏழைகளுக்கும் வந்துவிட்டன.

அப்படியானால் எல்லோரும் பணக்காரர்கள் ஆகிவிட்டார்களா என்ன? பொருளாதாரநிலை அப்படியே இருந்தாலும் - நோய்கள் எல்லோருக்கும் பொதுவானவைகளாக மாறிவிட்டன. இதற்கு என்ன காரணம்? நாம் ஏற்கனவே எண்ணெய்ப் பயன்பாடு குறித்துப் பேசும்போது இதுபற்றிப் பார்த்தோம். அந்தக் காலத்தில் பணக்காரர்கள் மட்டுமே அதிக அளவில் பயன்படுத்தும் உணவுப் பொருட்களாக இருந்தவை - எண்ணெய், பால் மற்றும் அரிசி. எண்ணெய்ப் பலகாரங்களும், பால் பயன்பாடும் பெரும்பாலான குடும்பங்களில் அரிதாகவே இருந்தது. அதுபோலத்தான் அரிசியும். அரிசிச் சாப்பாடு என்பது பண்டிகைக்கால உணவுபோல மிகக் குறைவாகப் பயன்படுத்தப்பட்டு வந்தது.

இந்த மூன்று பொருட்களின் பயன்பாடு இப்போது மிக அதிகரித்திருக்கிறது. அதிலும் செக்கில் ஆட்டி எடுக்கும் எண்ணெய்க்கு பதிலாக சத்து நீக்கப்பட்ட ரீஃபைண்ட் ஆயில்

பயன்படுத்துகிறோம். இயற்கையான அரிசி வகைகளுக்குப் பதிலாக விதைத்தன்மை இல்லாத, ரசாயன உரங்களின் துணையோடு விளையும் அரிசி ரகங்களை அதிகமாக உண்ணுகிறோம். பாலிலும் பலவகையான கலப்புகளுடன் பயன்படுத்துகிறோம்.

இந்த உணவுகளில் பால் இப்போது தினசரி உணவாகிவிட்டது. இன்னும் ஒரு நாளைக்குப் பலமுறை பயன்படுத்தும் அத்தியாவசியமான உணவாக பால் கருதப்படும் அளவிற்கு அதனைப் பயன்படுத்துகிறோம். அதிலும், குழந்தைகளுக்கு வலுக்கட்டாயமாக காலையிலும், இரவிலும் கொடுத்து வருகிறோம்.

பசுவிலிருந்து நாம் பெறுகிற பால் யாருடைய உணவு? பசும்பால் என்பது அதன் கன்றுக்குட்டிக்காக தாய்ப்பசு கறக்கும் உணவாகும். கன்றினுடைய உணவை நாம் பறித்துக் குடிப்பது மட்டுமல்லாமல், அதனை விற்பனைக்கும் கொடுக்கிறோம். பசும்பால் கன்றுக்கு மட்டுமேயான உணவு என்பதால்தான், பசுவின் எடையில் இருந்து பத்தில் ஒருபங்கு மட்டுமே பால் சுரக்கிறது.

ஒரு குழந்தை பிறந்தவுடன் தாய்க்குப் பால் சுரக்கிறது. அது குழந்தைக்கு மட்டுமேயான உணவு. அக்குழந்தை தன் வாழ்நாள் முழுக்க ஆரோக்கியமான எதிர்ப்பு சக்தியோடு வாழ்வதற்குத் தேவையான உயிர்ச்சத்தை வழங்கக்கூடியது தாய்ப்பால். இதுபோலவே, கன்றுக்குட்டி தன் ஆயுள் முழுக்க ஆரோக்கியமாக இருப்பதற்கான உயிர்ச்சத்தை பசும்பால் கொண்டிருக்கிறது. அதனால்தான் இது கன்றின் உணவு.

சரி... கன்றின் உணவென்றால் என்ன? தாய்ப்பாலில் இருக்கும் உயிர்ச்சக்திக்கும், பசும்பாலில் இருக்கும் உயிர்ச்சக்திக்கும் என்ன வேறுபாடு இருந்துவிடப் போகிறது?

தாய்ப்பாலைவிட - பசும்பால் செறிவான உணவாகும். செறிவு என்றால் என்ன என்பதைப் புரிந்து கொள்ளலாம். நம் உடலில் உணவுப்பொருட்களில் இருந்து பெறப்படும் கடைசிப்பொருள் - குளுக்கோஸ். இந்த குளுக்கோஸ்தான் நம் செல்களுக்கு ஆற்றலைத் தருகிறது. நம் உணவுகளில் இருந்து உடலின் தேவைக்கு குளுக்கோஸ் கிடைக்கிறது. இப்படித் தேவைபோக

மிஞ்சும் குளுக்கோசை உடல் சேமித்து வைக்கிறது. அவ்வாறு சேமிக்கும்போது குளுக்கோசை அப்படியே சேமிக்காமல், அதனைச் செறிவூட்டி கிளைக்கோஜனாக மாற்றி சேமிக்கிறது.

உதாரணமாக, நாம் டீ குடிக்கும்போது அதன் இனிப்புக்காக வெள்ளைச் சர்க்கரை பயன்படுத்துகிறோம். மிகப்பெரிய அளவில் இனிப்புப் பொருட்கள் தயாரிக்கும்போது இப்படி வெள்ளைச் சர்க்கரையைப் பயன்படுத்தினால் செலவு அதிகமாகும் என்பதால் அதற்குப் பதிலாக சாக்ரீன் எனப்படும் ரசாயனப் பொருளைப் பயன்படுத்துவார்கள். வெள்ளைச் சர்க்கரை என்பது சாதாரண இனிப்பைத் தரும். சாக்ரீன் என்பது பலமடங்கு வெள்ளைச் சர்க்கரையைப் பயன்படுத்தினால் கிடைக்கும் இனிப்பை சில கிராம்களிலேயே தந்துவிடும். இதுதான் செறிவூட்டப்பட்ட இனிப்பு.

இதேபோல - ஒரு குழந்தையின் வளர்ச்சிக்கான அளவிற்கு தாய்ப்பாலில் சத்துகள் இருக்கும். ஆனால், பசும்பாலில் செறிவூட்டப்பட்ட சத்துகள் இருக்கும். ஏனென்றால் குழந்தையைவிட அதிகமான சத்துகள் கன்றுகளுக்குத் தேவைப்படுகின்றன.

அப்படி என்னவிதமான சத்துகள் கன்றுகளுக்குத் தேவைப்படுகின்றன? ஒரு குழந்தைக்குப் பல் முளைப்பது - ஒன்பது முதல் பதிமூன்று மாதங்களில் நடைபெறுகிறது. ஒரு பெண் குழந்தை பூப்பெய்துவது பதின்மூன்று வயது அல்லது ஒத்த வயதில் நடக்கிறது. இவை இரண்டும் கன்றுகளில் எப்போது நடக்கிறது?

கன்றுக்குட்டிக்கு பிறக்கும்போதே பல் இருக்கும் அதேபோல, ஒரே வருடத்தில் கன்றுக்குட்டி பசுவாக வளர்ந்துவிடும். இவ்வளவு வேகமான வளர்ச்சியை ஏற்படுத்துவதற்காக பசும்பாலில் அதிகமான சத்துகள் காணப்படுகின்றன. இவ்வளவு ஆற்றல் வாய்ந்த பசும்பாலை நாம் பயன்படுத்தும்போது சிக்கல்கள் உருவாகின்றன.

செறிவூட்டப்பட்ட, அதீத சத்துகள் கொண்ட பொருளை நாம் பயன்படுத்தினால் என்ன ஆகும்? பாம்பின் விஷம் பற்றி உங்களுக்குத் தெரியுமா? அந்த விஷம் உயிர்களைக் கொல்லும் அளவிற்குக் கொடியது என்பதில் சந்தேகம் இருக்கிறதா?

பாம்பு விஷத்தில் இருக்கும் பொருள் என்ன தெரியுமா? புரோட்டீன் எனப்படும் புரதம்தான். புரதம் எப்படி விஷமாகும்? மிக அதிகமான புரதம் - செறிவூட்டப்பட்ட புரதம் விஷமாக மாறிவிடும். ஒரே நேரத்தில் அளவுக்கு அதிகமான புரதம் நம் உடலில் செலுத்தப்பட்டால் அவற்றை எதிர்கொள்ளமுடியாமல் கல்லீரல் ஸ்தம்பிக்கும். இரத்தத்தில் கலந்து சிறுநீரகங்களை அடையும் புரதத்தைச் செரிக்க முடியாமல் ஒரேநேரத்தில் இரண்டு சிறுநீரகங்களும் இயங்கும். தொடர்ந்து புரதத்தை வெளியேற்ற முடியாமல் செயலிழக்கும். இப்படித்தான் செறிவூட்டப்பட்ட புரதமான பாம்பு விஷம் உயிர்களைக் கொல்லுகிறது. அளவுக்கு மிஞ்சினால் அமிர்தமும் நஞ்சு என்ற நம் முன்னோர்களின் சொற்கள் அற்புதமானவை.

ஒவ்வொரு சத்துப்பொருளும் மிக அதிகமாகப் பயன்படுத்தும்போது நம் உடலால் அவற்றை எதிர்கொள்ள முடியாமல் திணறுகிறது. பல தொந்தரவுகளை ஏற்படுத்துகிறது. இந்தப் புரிதலோடு பாலை யோசியுங்கள். செறிவூட்டப்பட்டகால்சியம்பாலில்இருக்கிறது. அது கன்றுகளுக்கு மட்டுமேயான உணவு. அதனை நாம் பயன்படுத்தும்போது நம் தேவைக்கு அதிகமான சத்து உடலில் தொந்தரவுகளை உருவாக்குகின்றன.

பாலை - நம்முடைய ஒரு நாளில் எத்தனைமுறை பயன்படுத்துகிறோம் என்று யோசியுங்கள். ஒரு டம்ளர் பாலில் நான்கு முழுச்சாப்பாட்டின் சத்து அடங்கியிருக்கிறது. நாம் வயிறு நிறைய சாப்பிட்டுவிட்டு ஒரு டம்ளர் பாலையும் உள்ளே தள்ளுகிறோம். காலை எழுந்தவுடன் ஒரு டீ, பதினோரு மணியளவில் ஒரு டீ, மாலை 3 மணிக்கும், மறுபடி ஆறு மணிக்கும் ஒரு டீ, கடைசியாக இரவில் தூங்குவதற்கு முன்னால் ஒரு டம்ளர் பால். இப்படி ஒரு நாளிலேயே பலமுறை பால் அருந்துகிறோம். நம்முடைய தாத்தாமார்கள் ஒரு டம்ளர் பால் அருந்தவேண்டியது இருந்தால் பலமணிநேர உடல் உழைப்பைச் செலவிடுவார்கள். ஆனால் பாலை மிக அதிகமாகப் பயன்படுத்துகிற நாம் வாக்கிங் போவதையே உடல் உழைப்பு என்று சொல்கிறோம்.

பால் - நம் உடலில் கழிவுகளை உருவாக்கிக்கொண்டே இருக்கிறது. பால் சாப்பிடுவதை அறவே தவிர்த்தால் பல தொந்தரவுகளில் இருந்து உடனடியாக உடல் சரியாவதை நம்மால்

உணரமுடியும். பசியை சரியாக உணரமுடியாதவர்கள், உடல் பெருத்தவர்கள், அடிக்கடி சளி பிடிக்கும் இயல்புள்ளவர்கள், அடிக்கடி ஏப்பம், அஜீரணம்... என செரிமானக் கோளாறுகள் உடையவர்கள், மலச்சிக்கல், வாயுக்கோளாறுகள் கொண்டவர்கள், ஆஸ்துமா - மூச்சு விடுவதில் சிரமம் போன்ற சுவாசப் பிரச்சினை உள்ளவர்கள்... இப்படி அனைத்துவிதமான தொந்தரவுள்ளவர்களும் பாலைத் தவிர்த்தால் தங்கள் சிரமங்களில் இருந்து உடனடியாக மாற்றம் ஏற்படுவதை உணரமுடியும்.

பாலை நாம் குடிக்கும்போது நம் உடல் அதனை செரிக்க முயல்கிறது. செரிமானத்தின் இறுதியில் பாலில் இருந்து கேஸினோஜன் என்ற பொருள் எஞ்சிவிடுகிறது. இந்தச் சவ்வுப்பொருளை மனிதக்குடலால் முழுமையாக அழிக்கமுடிவதில்லை. எனவே அவை குடலிலும், வாய்ப்புள்ள இடங்களிலும் படியத் துவங்குகிறது. இது உடலையும், குடலையும் மந்தப்படுத்துகிறது. வயிற்றுப்பகுதியில் பலமான இயற்கையான தசைகளோடு, மந்தத்தை ஏற்படுத்தும் தொங்குசதைகள் உருவாகின்றன. என்றும் கரைக்கமுடியாத தொந்தியோடு நம் உடல் பெருக்கிறது.

நம் குழந்தைகளுக்குத் தாய்ப்பால் கொடுக்கும்வரை ஆரோக்கியமாகவும், சுறுசுறுப்பாகவும் இருப்பார்கள். பசும்பால் கொடுக்கத் துவங்கிய பின்னால் கொழுகொழு குழந்தையாகவும், மந்தத்தன்மை மிக்கவர்களாகவும் மாறுவதைக் கண்கூடாகக் காணமுடியும். இவ்வளவு பிரச்சினைகளோடு பால் சாப்பிடத்தான் வேண்டுமா?

சரி... பாலை நிறுத்திவிடலாம். அதற்கு மாற்று என்ன? சாதாரணமாக நாம் சுறுசுறுப்பாக இருப்பதற்காகவும், சோர்வை நீக்குவதற்காகவும்தான் டீ சாப்பிடுகிறோம். உண்மையில் டீ சுறுசுறுப்பைத் தருகிறதா? டீயில் உள்ள வெப்பம்தான் கொஞ்சமாவது சுறுசுறுப்பைத் தருகிறது. நாம் குடிக்கிற டீயில் பாலை மட்டும் தவிர்த்துவிட்டு கேரள மக்களைப்போல கட்டன்சாயா என்னும் பிளாக் டீ சாப்பிடலாம். அதில் புதினாவைப் போட்டு புதினா டீயை அருந்தலாம். சுக்குமல்லி, இஞ்சி டீ.... என பால் இல்லாத டீ வகைகளைப் பயன்படுத்தலாம்.

அதேபோல, குழந்தைகளுக்கு என்ன செய்வது? தாய்ப்பாலை குழந்தைகளுக்குப் பல் முளைத்தவுடன் நிறுத்திவிடவேண்டும். உடலின் பால்தேவை அவ்வளவுதான். பல் முளைக்கிறது என்றால் திட உணவுகளைக் கொடுக்கத் துவங்கவேண்டும். பசும் பாலைக் கொடுத்துப் பழக்காமல் பழச்சாறுகளைக் கொடுக்கலாம். தேங்காய்ப்பால் - பசும்பாலுக்கு நல்ல மாற்று உணவு. தாய்ப்பாலுக்கு நிகரான ஆற்றல் தேங்காய்ப்பாலில் இருக்கிறது.

என்னவிதமான மாற்று உணவுகளை எடுத்துக்கொண்டாலும், பசும்பாலைத் தவிர்ப்பதுதான் முக்கியமானது. பலவிதமான தொந்தரவுகளில் இருந்து நம்மை நாமே காத்துக்கொள்ள முடியும்.

பால்
கலப்படத்தைக் கண்டுபிடிப்பது எப்படி?

நவீன உலகில் வாழும் நாம், நமது உணவுகளில் நாளுக்கு நாள் கலப்படம் அதிகரித்து வருவதை அறிந்து வருகிறோம். அரசின் உணவுக்கட்டுப்பாட்டு அமைப்புகளும் அவ்வப்போது தீவிரமான களஆய்வுகளை நடத்தி வருகின்றன. ஆயிரக்கணக்கான கலப்படமுள்ள உணவு மாதிரிகள் கைப்பற்றப்படுகின்றன. ஆனால், நடைமுறையில் கலப்படமுள்ள எல்லா உணவுகளும் வந்து கொண்டுதான் இருக்கின்றன. உணவு நிறுவனங்களின் மீதும் நடவடிக்கை எடுப்பது குறைவாகவே உள்ளது.

ஒரு உணவுப் பொருளைத் தயாரித்து அதற்கான உரிமம் பெற வேண்டுமென்றால், உணவு மாதிரியை அரசு ஆய்வகத்திற்குக் கொடுத்து பரிசோதிக்க வேண்டும். அப்படிப் பரிசோதிக்கப்படும் உணவில் ஏதேனும் சிக்கல்கள் இருந்தால், அந்தக் குறிப்பிட்ட உணவுப்பொருள் சந்தைக்கு வர அனுமதிக்கப்படுவதில்லை. அதே உணவு ஒழுங்கான முறையில் அரசு விதிகளுக்கு உட்பட்டு மறுபடியும் தயார் செய்யப்படுகிறது. அப்புறம் பரிசோதிக்கப்பட்டு, உரிமம் வழங்கப்படுகிறது.

இதுதான் வழக்கமான நடைமுறை. பல இடங்களில் பரிசோதனைக்குக் கொடுக்கப்படும் உணவுப்பொருள் ஒரு மாதிரியானதாகவும், உரிமம் பெற்ற பின் சந்தையில் கிடைக்கும் பொருள் வேறு மாதிரியானதாகவும் இருக்கிறது. மாதிரியாகத் தயாரிக்கப்படும் உணவு அரசு கட்டுப்பாடுகளுக்கு உட்பட்டு, தயாரித்துத் தரப்படுகிறது. ஆனால், சந்தைப்படுத்தப்படும் உணவு விதம் விதமான

கலப்படங்களோடு தயாரிக்கப்படுகிறது. இது ஒரு வகை பிரச்சினை என்றால், இன்னொரு பிரச்சினை - எந்த விதமான பரிசோதனைகளும் இல்லாமல் முறைகேடான வழியில் உரிமம் அளிக்கப்படுவது. நம் நாட்டில் இப்படியான குறுக்கு வழிகள் இல்லை என்று யாராலும் மறுக்க முடியுமா என்ன?

இப்படி முறையாக அனுமதி பெற்ற, சந்தைக்கு வரும் ஒவ்வொரு உணவுப்பொருளையும் மறுபடி மறுபடி பரிசோதிப்பது அரசுக்கும், கட்டுப்பாட்டு நிறுவனங்களுக்கும் சாத்தியமா? ஆயிரக்கணக்கான உணவுப்பொருள் வகைகளும், அவற்றைத் தயாரிக்கும் நூற்றுக்கணக்கான நிறுவனங்களும், பேட்ச் பேட்சாக தயாரிக்கப்பட்டு சந்தைக்கு வரும் லட்சக்கணக்கான உணவுப் பொருட்களையும் எல்லா நேரத்திலும் கண்காணிக்க வாய்ப்பே இல்லை என்பதை நாம் புரிந்து கொள்ள வேண்டும்?

இதன் விளைவால்தான் நாம் பார்க்கும் புள்ளி விவரங்கள் முன்னுக்குப் பின் முரணாக இருக்கின்றன. இந்திய உணவுப் பாதுகாப்பு மற்றும் தரநிர்ணய அமைப்பின் சார்பில் 2015ஆம் ஆண்டில் பரிசோதனைக்கு உட்படுத்தப்பட்டவை - 42,290 உணவு மாதிரிகள். இதில் 8,469 உணவுகள் தரமற்றவை எனக் கண்டறியப்பட்டது. இதில் 1256 உணவுகள் தரமற்றதாக இருப்பதற்கு அந்த நிறுவனங்களே காரணம் என்பதும் நிரூபிக்கப்பட்டது. தவறு செய்த நிறுவனங்கள் 6.9 கோடி ரூபாய் அபராதத்தை செலுத்திவிட்டு, மறுபடியும் தங்கள் உற்பத்தியைத் தொடர்கின்றன.

இப்படிச் செய்யப்படுகின்ற வருடாந்திர ஆய்வில் எல்லா மாநிலங்களின் தகவல்களும் இடம்பெறவில்லை. 14 மாநிலங்களில் மட்டுமே இந்த ஆய்வு முழுமையாக மேற்கொள்ளப்படுகிறது. பிற மாநிலங்களின் உணவு நிலை என்ன என்பது கேள்விக்குறிதான்.

அதேபோல, குற்றம் கண்டறியப்பட்ட எல்லா நிறுவனங்களின் மீதும் வழக்குத் தொடரப்படவில்லை. உதாரணமாக, இதே ஆண்டில் தமிழ்நாட்டில் 1047 உணவுகளில் கலப்படம் இருப்பது கண்டறியப்பட்டது. ஆனால், 203 உணவுப்பொருட்களைத் தயாரித்த நிறுவனங்களின் மீது மட்டுமே நடவடிக்கை மேற்கொள்ளப்பட்டிருக்கிறது.

இவையெல்லாம் உதாரணங்கள்தான். கலப்பட உணவுகளிலேயே அதிகம் சிக்கலானது பால்தான். ஏன் பாலுக்கு மட்டும் இவ்வளவு முக்கியத்துவம்?

கலப்பட உணவுகளில் மைதாவையோ, ஐஸ்கிரீமையோ எடுத்துக் கொண்டால் - எப்போதாவது வாரத்திற்கு ஒருமுறையோ, மாதத்திற்கு இரு முறையோ சாப்பிடுகிறோம். ஆனால் பால்? தினமும் குறைந்தபட்சம் மூன்று வேளைகளிலும் இன்று பால் பயன்படுத்தப்படுகிறது.

தமிழர் உணவில் பண்டிகைக்கால உணவாக இருந்த பால், பிற்காலத்தில் தேவைக்கான உணவாக மாற்றப்பட்டது. பால் வணிகமும், கால்சியம் பற்றிய விளம்பரங்களும் கொடிகட்டிப் பறக்கும் இக்காலத்தில் பால் இல்லாமல் வாழவே முடியாது எனும் அளவிற்கு நம் மனநிலை வந்துவிட்டது.

பாலை தினசரி உணவாக இல்லாமல் நாம் எப்போதாவது எடுத்துக் கொள்ளலாம். ஆனால், மூன்று வயதிற்குட்பட்ட குழந்தைகளின் அவசியமான உணவாக இருக்கும் பாலை எப்படி நிறுத்துவது?

சரி நிறுத்த வேண்டாம். பாலினைப் பயன்படுத்திக் கொள்ளலாம் என்று முடிவு செய்தாலும், எது நல்ல பால் என்பதை அறிவதில் பலவிதமான சிக்கல்கள் இருக்கின்றன. ஆக்சிடோசின் போன்ற ஹார்மோன் ஊசிகளைப் பசுக்களுக்குக் கொடுத்து கறக்கப்படும் ஹார்மோன் பால், மில்க் பவுடர் கலந்து தயாரிக்கும் பவுடர் பால், முற்றிலும் பால் பொருட்கள் இல்லாமல் தயாரிக்கப்படும் செயற்கையான நச்சுப் பால்... இப்படித் தொடரும் பால் கலப்படத்தை நாம் எப்படிக் கண்டுபிடிப்பது?

இன்றைக்கு இருக்கும் நவீன அறிவியல் வளர்ச்சி சாதாரண மக்களுக்குப் பயன்படுகிறதோ இல்லையோ, கலப்படம் செய்யும் நிறுவனங்களுக்கு முழுமையாகப் பயன்படுகிறது. புதிய புதிய நவீன உத்திகளை உணவுக் கலப்படத்தில் நம் நிறுவனங்கள் பயன்படுத்துகின்றன. இது மாதிரியான நவீன ரசாயனக் கலப்படங்களை சில எளிய வேதிப் பரிசோதனைகள் மூலமே கண்டறிய முடியும். முக்கியமான உணவுகளின் ரசாயனக் கலப்படங்களை எப்படி நாமே செய்வது என்பதை உணவு பாதுகாப்பு அலுவலர் எஸ்.கொண்டல்ராஜ் விளக்குகிறார்.

எதற்காக நாமே பரிசோதிக்க வேண்டும்? எல்லா பரிசோதனைகளையும் செய்துவிட நம்மால் முடியுமா என்ன? கலப்படம் பற்றிய கட்டுரைகளை வாசிக்கும் போது, பலருக்கு "இதெல்லாம் சும்மா பயமுறுத்துவதற்காக எழுதப்படுகிறது" என்ற எண்ணம் ஏற்படுகிறது. நீங்கள் அறிந்துகொண்ட கலப்படங்கள் உண்மையானதுதான் என்பதை நாம் உறுதிப்படுத்திக்கொள்ள சில பரிசோதனைகளை நாம் மேற்கொண்டு பார்ப்போம்.

நாமும் நம் குழந்தைகளும் மிக அதிகமாகப் பயன்படுத்தும் பொருளான பால் கலப்படத்தில் முயற்சிக்கலாம். பாலில் தண்ணீர் கலந்திருப்பதை அறியும் பரிசோதனையில் இருந்து நம் ஆய்வு முயற்சிகளைத் துவங்கலாம். சாதாரண வேதியியல் கடைகளில் கிடைக்கும் எளிய ரசாயனங்களைக் கொண்டு இந்த ஆய்வுகளைச் செய்ய முடியும்.

வாருங்கள்... நாமே ஆராய்ச்சியாளர்கள் ஆகலாம்.

ஒரு வழுவழுப்பான டைல்ஸை (ஓடு) எடுத்து சுவற்றில் சரிவாக நிற்க வையுங்கள். பாலின் ஒரு துளியை எடுத்து சரிவான டைல்சின் மீது மேற்பக்கத்தில் விடுங்கள். பால் மேலிருந்து கீழாக இறங்கும். பால் கீழிறங்கிய பிறகு பால் ஓடி வந்த கோட்டைக் கவனியுங்கள். கோடு முழுவதும் வெண்மை நிறம் இருந்தால் தண்ணீர் கலக்கப்படாத பாலாகும். கோட்டில் சில இடங்களில் வெண்மை நிறம் இல்லாமல் தண்ணீர் ஓடிய தடம் இருந்தால் - தண்ணீர் கலக்கப்பட்ட பால் எனப் புரிந்து கொள்ளலாம்.

அடுத்த கட்டமாக, மாவு சேர்க்கப்பட்ட பாலைக் கண்டறியலாம்.

அரசு மருத்துவமனைகளில் முன்பு காயங்களுக்கு ஒரு மருந்தைத் தடவி விடுவார்களே நினைவு இருக்கிறதா? டிங்க்சர் அயோடின். இந்த ஒரு பொருளை வைத்து உங்கள் பாலில் மாவுப்பொருட்கள் கலக்கப்பட்டிருக்கிறதா என்பதை எளிமையாகக் கண்டறியலாம். சிறிதளவு பாலை எடுத்துக்கொண்டு, அதில் சில துளிகள் டிங்க்சர் அயோடினைக் கலந்தால் போதும். பரிசோதனை முடிந்தது. பாலின் நிறம் நீல நிறமாக மாறினால் அது மாவுப் பொருள் கலக்கப்பட்டது என்பதை உறுதி செய்து கொள்ளலாம்.

அடுத்த பரிசோதனை - பாலில் யூரியா கலப்படத்தைக் கண்டுபிடிப்பது.

ஒரு சிறிய கண்ணாடி டம்ளரில் இரண்டு டீஸ்பூன் பாலை எடுத்துக்கொள்ளுங்கள். அதில் ஒரு டீஸ்பூன் அளவு சோயா பீன் பவுடரைக் கலந்து விடுங்கள். நன்றாக குலுக்கி, ஐந்து நிமிடம் காத்திருங்கள். ஆய்வுக்கூடங்களிலும், பள்ளிகளிலும் பயன்படும் சிவப்பு லித்மஸ் தாளை பாலில் நனையுமாறு பிடித்துக் கொள்ளுங்கள். ஒரு சில நிமிடங்களில் சிவப்பு லித்மஸ் தாள் நீல நிறமாக மாறினால் அந்தப் பாலில் யூரியா சேர்க்கப்பட்டிருப்பதை உறுதி செய்யலாம்.

யூரியாவைக் கண்டுபிடிக்க இன்னொரு வேதியியல் பரிசோதனையும் இருக்கிறது. ஒரு கண்ணாடி டம்ளரில் 5 மி.லி. பாலை எடுத்துக்கொண்டு, அதே அளவு Para dimethylamino benzaldehyde (16 percent) வேதிப்பொருளைச் சேர்த்தால் உடனடியாக மஞ்சள் நிறம் தோன்றும். அப்படி மஞ்சள் நிறம் தோன்றினால் பாலில் யூரியா கலக்கப்பட்டிருக்கிறது என்று அறிந்து கொள்ளலாம்.

அடுத்தது- பாலில் வனஸ்பதி (டால்டா) கலப்பைக் கண்டறிவது.

ஆறு மில்லி பாலை ஒரு சிறிய கண்ணாடி டம்ளரில் எடுத்துக் கொள்ளுங்கள். அதில் இருபது துளிகள் அடர் ஹைட்ரோ குளோரிக் அமிலத்தைக் கலந்து விடுங்கள். அடுத்ததாக, இரண்டு டீஸ்பூன் வெள்ளைச் சர்க்கரையைச் சேர்த்துக் கலக்குங்கள். இப்போது பாலின் நிறம் சிவப்பாக மாறினால் வனஸ்பதி (டால்டா) கலக்கப்பட்ட பால் என்பதை அறிந்து கொள்ளலாம்.

பால் நீண்டநேரம் கெடாமல் இருப்பதற்காக, அதில் ஃபார்மலின் கலக்கப்படுவது நடக்கிறது. இது கொடிய விஷமாகும். இதனை எப்படிக் கண்டறிவது என்று தெரிந்து கொள்ளலாம்.

ஒரு கண்ணாடி டம்ளரில் 20 மி.லி. பாலை எடுத்துக் கொள்ளுங்கள். அதில் 10 மி.லி. அடர் கந்தக அமிலத்தை டம்ளரின் உட்பக்கச் சுவற்றில் மெதுவாக விடுங்கள். பாலும், அமிலமும் கலக்குமாறு குலுக்க வேண்டும். மெதுவாக டம்ளரின் உட்பக்கச் சுவற்றின் வழியாக இறக்கும் அமிலம் பாலில் கலக்கும் போது நீல நிறத்தில் புகைபோன்ற வளையம் உருவாகும். அப்படி

உருவானால், பாலில் ஃபார்மலின் கலக்கப்பட்டிருக்கிறது என்று பொருள்.

பாலில் டிடர்ஜெண்டுகள் (சோப்புப் பொருட்கள்) கலக்கப்படுகின்றன என்பதையும் முன்பு பார்த்திருக்கிறோம். அதைப் பல வழிகளில் கண்டுபிடிக்கலாம்.

ஒரு கண்ணாடி டம்ளரில் 10 மி.லி. பாலையும்,. 10 மி.லி. தண்ணீரையும் எடுத்துக் கொண்டு நன்றாகக் குலுக்கினால், அதில் நுரை வரும். அப்படி நுரை வருமானால் - பாலில் சோப்புப் பொருட்கள் கலக்கப்பட்டிருக்கின்றன என உறுதி செய்யலாம்.

இதனைக் கண்டறிய இன்னொரு வேதியியல் பரிசோதனையும் உண்டு. கண்ணாடி டம்ளரில் 10 மி.லி. பாலுடன், 10 மி.லி. சுடுநீரைச் சேர்க்க வேண்டும். அதில் ஒன்றிரண்டு துளிகள் பினாப்தலின் சேர்த்தால் பாலின் நிறம் பிங்காக மாறிவிடும். அப்படி பிங்க் நிறம் தோன்றினால் சோப்புப் பொருட்கள் பாலில் கலக்கப்பட்டிருக்கின்றன என்று உறுதி செய்து கொள்ளலாம்.

நாம் அன்றாடம் பயன்படுத்தும் அதிமுக்கிய உணவான பாலில் உள்ள பிரச்சினைகளை மேற்கண்ட பரிசோதனைகள் உறுதிப் படுத்தும். இவற்றில் ஒன்றிரண்டையாவது நீங்கள் பரிசோதித்துப் பாருங்கள்... இன்றைய காலம் உணவுக் கலப்படம் எவ்வளவு தீவிரமாக உள்ளது என்பதைப் புரிந்து கொள்ளலாம்.

கலப்பட உணவுகளில் இருந்து நம்மைப் பாதுகாத்துக்கொள்ள இயற்கையான உணவுகளுக்குத் திரும்புவோம்.

இன்னும் சில ரசாயனப் பரிசோதனைகள்:

■ குளுக்கோஸ் கலக்கப்பட்ட பாலினைக் கண்டறியும் பரிசோதனை:

பாலில் தண்ணீர் கலந்துவிட்டால் அதன் இனிப்புச் சுவை குறைந்து போகும். அதனை ஈடுசெய்ய குளுக்கோஸ் கலக்கப்படுகிறது. இப்படிக் கலந்தால்தான் லேக்டோ மீட்டர் பரிசோதனையிலிருந்து கலப்பட பால் தப்பும்.

ஒரு கண்ணாடி டம்ளரில் 6 மிலி பாலை ஊற்றி அதனுடன் 6 மிலி Barford's reagent ஐ சேர்த்து, நன்கு குலுக்கிக் கலக்க வேண்டும். பின்பு அந்த டம்ளரை 3 நிமிடம் கொதிநீரில் வைத்து பின்னர் ஓடும் நீரில் குளிரச் செய்யவேண்டும். அதனுடன் 1 மிலி Phosphomolybdic acid-ஐச் சேர்த்து நன்கு குலுக்கினால் நீல நிறம் தோன்றும். அப்படித் தோன்றினால் அது குளுக்கோஸ் கலப்படம் செய்யப்பட்ட பாலாகும்.

■ சோடியம் கார்பனேட், சோடியம் பைகார்பனேட் போன்ற நியூட்ரிலைசர்கள் கலப்படத்தைக் கண்டறியும் பரிசோதனை :

ஒரு கண்ணாடி டம்ளரில் 5 மிலி பாலை ஊற்றி அதனுடன் 5 மிலி ஆல்கஹால் மற்றும் 5 துளிகள் ரோசாலிக் அமிலத்தைச் சேர்க்கும்போது பாலின் நிறம் பிங்க் கலந்த சிவப்பு நிறமானால் அது சோடியம் கார்பனேட், சோடியம் பைகார்பனேட் கலப்படம் செய்யப்பட்ட பாலாகும்.

■ பாலில் அம்மோனியம் சல்பேட் கலப்பைக் கண்டறியும் பரிசோதனை:

அம்மோனியம் சல்பேட்டும் லேக்டோ மீட்டர் அளவை ஏமாற்றுவதற்காக பாலில் கலக்கப்படுகிறது.

ஒரு கண்ணாடி டம்ளரில் 5 மிலி சூடான பாலுடன் சிறிது சிட்ரிக் அமிலத்தைச் சேர்க்கும்போது அதில் பாலின் ஒரு பகுதி திடப் பொருளாக மாறும். அந்தத் திடப்பொருளைப் பிரித்து, அதை மற்றொரு கண்ணாடி டம்ளரில் இட்டு, 0.5 மிலி Barium chloride-ஐச் சேர்க்கும்போது வீழ்படிவு ஏற்பட்டால் அது அம்மோனியம் சல்பேட் கலந்த கலப்படப் பாலாகும்.

■ போரிக் மற்றும் சாலிசிலிக் அமிலப் பொடிகள் கலக்கப்பட்ட பாலைக் கண்டறியும் பரிசோதனை:

ஒரு கண்ணாடி டம்ளரில் 5 மிலி பாலுடன் சிறிது அடர் கந்தக அமிலம் மற்றும் 0.5 % ferric chloride solution-ஐ சொட்டுச் சொட்டாக சேர்த்து நன்கு கலக்கினால் buff நிறம் கிடைத்தால் அது போரிக் ஆசிட் பவுடரும், ஊதா நிறம் கிடைத்தால் சாலிசிலிக் ஆசிட் பவுடரும் கலந்த கலப்படப் பால் என்று உறுதி செய்யலாம்.

● ● ●